LA GUIDA COMPLETA SULLA DIETA VEGETARIANA NUOVE RICETTE PER L'ESTATE

2021

Il ricettario completo sulla dieta vegetariana, perdere peso mangiando sano per ottenere una perfetta forma psicofisica, adatto ai principianti, tutte le ricette sono state create appositamente per l'estate.

Alfredo Savona

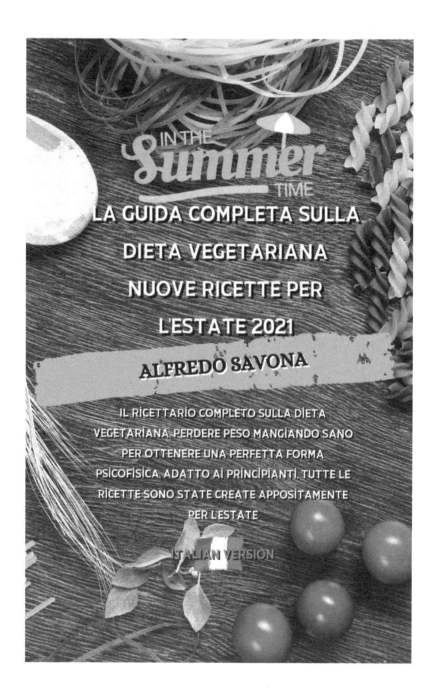

IN THE

Summer

TIME

LA GUIDA COMPLETA SULLA DIETA VEGETARIANA NUOVE RICETTE PER L'ESTATE 2021

ALFREDO SAVONA

IL RICETTARIO COMPLETO SULLA DIETA VEGETARIANA. PERDERE PESO MANGIANDO SANO PER OTTENERE UNA PERFETTA FORMA PSICOFISICA. ADATTO AI PRINCIPIANTI. TUTTE LE RICETTE SONO STATE CREATE APPOSITAMENTE PER L'ESTATE

ITALIAN VERSION

Sommario

Le informazioni nelle pagine seguenti sono generalmente considerate un resoconto veritiero e accurato dei fatti e come tali, qualsiasi disattenzione, uso o uso improprio delle informazioni in questione da parte del lettore renderà qualsiasi azione risultante esclusivamente sotto la loro competenza. Non ci sono scenari in cui l'editore o l'autore originale di quest'opera possono essere ritenuti in alcun modo responsabili per eventuali difficoltà o danni che potrebbero verificarsi dopo aver preso le informazioni qui descritte.

Inoltre, le informazioni nelle pagine seguenti sono intese solo a scopo informativo e dovrebbero quindi essere considerate universali. Come si addice alla sua natura, viene presentato senza garanzie riguardo alla sua validità prolungata o qualità provvisoria. I marchi citati sono realizzati senza il consenso scritto e non possono in alcun modo essere considerati un'approvazione da parte del titolare del marchio.

☆ 55% OFF for BookStore NOW at $ 30,95 instead of $ 41,95! ☆

Welcome to Italian Vegetarian Cuisine,

 considered the most important Cuisine in Europe and maybe even in the world.

That's why if you are a lover of vegetarian

cuisine, you cannot miss the recipes described in this book.

Good life and good appetite, my friends.

Buy is NOW and let your Customers get addicted to this amazing book!

INTRODUZIONE

La cucina vegetariana italiana è molto più di un semplice risotto (anche se, con così tante regioni che coltivano riso in tutto il paese, è sicuramente un piatto che gli italiani sanno fare bene).

Dai tartufi della Toscana ai paffuti e profumati pomodori della Campania, tutte le regioni italiane offrono i propri prodotti unici che si prestano perfettamente alla creazione di tutta una serie di fantasiosi piatti vegetariani.

Non sorprende quindi che i migliori ristoranti vegetariani d'Europa siano in Italia, tanti hanno già ricevuto una stella Michelin.

In questo ricettario propongo tante ricette vegetariane da me rivisitate, prendendo spunto dalle migliori ricette italiane sparse in tante regioni.

Costruisci i tuoi piatti preferiti e migliora sempre di più le tue abilità culinarie.

Crea un menu per una cena vegetariana pieno di sorprese con questa raccolta di ingegnose ricette vegetariane italiane, che dimostrano la versatilità e la fantasia dei più grandi chef italiani.

Inizia come intendi continuare con le ricette, un superbo piatto vegetariano per principianti a base di auberge, erbe aromatiche e una sorprendente maionese al carbone, oppure prova la sua altrettanto colorata insalata Butterfly, con radicchio, cavolo verde, carote, spinaci e barbabietola per creare un vero festa vegetariana per tutti i sensi.

Iniziamo.

1. Ricca zuppa di fagioli bianchi italiani

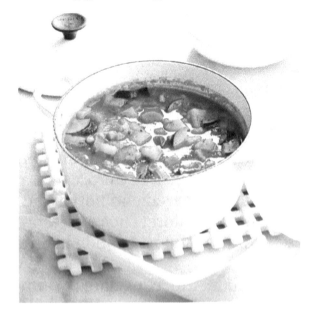

ingredienti

1 cucchiaio di olio d'oliva
1 patata media, sbucciata e tagliata a cubetti da 1/2 pollice
2 carote medie, tritate
1 cipolla media, tritata
2 coste di sedano, tritate
1 zucchina media, tritata
1 cucchiaino di pepe jalapeño senza semi finemente tritato
1 lattina (15-1/2 once) di fagioli blu, sciacquati e scolati
2 o 2-1/2 tazze di brodo vegetale o di pollo
1 lattina (8 once) di salsa di pomodoro
2 cucchiai di prezzemolo fresco tritato o 2 cucchiaini di prezzemolo secco in scaglie

1-1 / 2 cucchiaini di timo fresco tritato o 1/2 cucchiaino di timo essiccato

Indicazioni

In un forno olandese, scaldare l'olio a fuoco medio-alto. Aggiungere patate e carote; cuocere e mescolare 3 minuti. Aggiungere cipolla, sedano, zucchine e jalapeno; cuocere e mescolare 3-4 minuti o fino a quando le verdure sono tenere e croccanti.
Incorporare i restanti ingredienti portare ad ebollizione. Ridurre il calore; cuocere a fuoco lento, coperto, 12-15 minuti o fino a quando le verdure sono tenere.
Opzione di congelamento: congelare la zuppa raffreddata in contenitori per congelatore. Per utilizzare, scongelare parzialmente in frigorifero durante la notte. Scaldare in una casseruola, mescolando di tanto in tanto; aggiungere un po' di brodo o acqua se necessario.

2. Ziti al Forno ai cinque formaggi

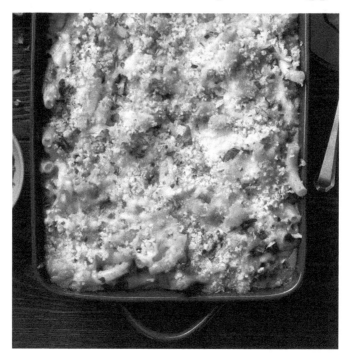

ingredienti

1-1/2 libbre (circa 7-1/2 tazze) ziti crudi o pasta a tubo piccolo
2 vasetti (24 once ciascuno) salsa marinara
1 vasetto (15 once) Salsa Alfredo
2 tazze di mozzarella parzialmente scremata sminuzzata, divisa
1/2 tazza di ricotta a ridotto contenuto di grassi
1/2 tazza di provolone grattugiato
1/2 tazza di formaggio romano grattugiato

GUARNIZIONE:
1/2 tazza di parmigiano grattugiato
1/2 tazza di pangrattato panko

3 spicchi d'aglio, tritati
2 cucchiai di olio d'oliva
Facoltativo: prezzemolo o basilico fresco tritato, facoltativo

Indicazioni

Preriscaldare il forno a 350°. Cuocere la pasta secondo le indicazioni sulla confezione per la cottura al dente;Scolare.

Nel frattempo, in una pentola capiente, unire la salsa marinara, la salsa Alfredo, 1 tazza di mozzarella e la ricotta, il provolone e la romana. Cuocere a fuoco medio fino a quando la salsa inizia a sobbollire e i formaggi si sono sciolti. Mescolare la pasta cotta; versare il composto in una teglia da 13x9 pollici unta. teglia. Completare con la mozzarella rimanente.

In una ciotolina mescolate il parmigiano, il pangrattato, l'aglio e l'olio d'oliva; cospargere sulla pasta.

Cuocere, scoperto, fino a quando il composto è spumeggiante e la copertura è dorata, 30-40 minuti.

Lasciar riposare 10 minuti prima di servire. Guarnire con prezzemolo fresco o basilico se lo si desidera.

Opzione di congelamento: raffreddare la casseruola non cotta; coprire e congelare. Per l'uso, scongelare parzialmente in frigorifero durante la notte. Togliete dal frigorifero 30 minuti prima di infornare. Preriscaldare il forno a 350°. Coprire la casseruola con un foglio; cuocere 50 minuti. Scoprire; cuocere fino a quando non è ben caldo e un termometro inserito al centro segna 165°, 15-20 minuti in più.

3. Crostini Misti alle Olive

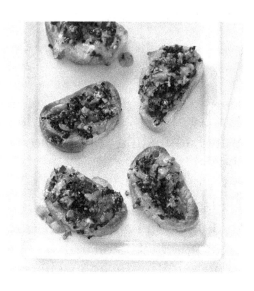

ingredienti

1 lattina (4-1/4 once) di olive mature tritate
1/2 tazza di olive farcite al peperoncino, tritate
finemente
1/2 tazza di parmigiano grattugiato
1/4 tazza di burro, ammorbidito
1 cucchiaio di olio d'oliva
2 spicchi d'aglio, tritati
3/4 di tazza di mozzarella parzialmente scremata
grattugiata
1/4 tazza di prezzemolo fresco tritato
1 baguette di pane francese (10-1/2 once)

Indicazioni

In una piccola ciotola, unire i primi sei ingredienti;
mantecare con mozzarella e prezzemolo. Tagliare la
baguette in 24 fette; disporre su una teglia non unta.
Spalmare con il composto di olive.
Cuocere a 3-4 pollici dal fuoco per 2-3 minuti o fino a
quando i bordi non sono leggermente dorati e il
formaggio si è sciolto.

4. Minestrone arcobaleno

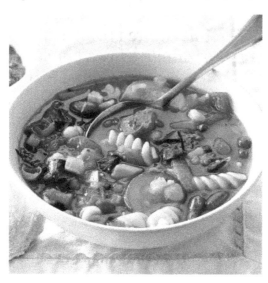

ingredienti

4 grandi gambi bietole (circa 1/2 libbra) o spinaci
novelli freschi
2 cucchiai di olio d'oliva
1 cipolla rossa media, tritata finemente
6 tazze di brodo vegetale
2 lattine (14-1/2 once ciascuna) pomodori a cubetti
arrostiti sul fuoco, non scolati
1 lattina (16 once) di fagioli borlotti, sciacquati e
scolati
1 lattina (15 once) di ceci o ceci, sciacquati e scolati
1 zucca o zucchina gialla media, tagliata a metà e
tagliata a fette da 1/4 di pollice
1 peperone rosso o giallo medio dolce, tritato
finemente
1 carota media, tritata finemente
2 spicchi d'aglio, tritati

1-1 / 2 tazze di pasta a spirale cruda o piccoli
conchiglie
1/4 tazza di pesto pronto prepared
Condimenti opzionali: pesto aggiuntivo preparato,
parmigiano grattugiato, fiocchi di peperoncino tritato
e basilico fresco tritato

Indicazioni

Tagliare i gambi della bietola; tritare separatamente i
gambi e le foglie. Lascia da parte le foglie per
aggiungerle in seguito. In una padella grande,
scaldare l'olio a fuoco medio. Aggiungere i gambi di
cipolla e bietola; cuocere e mescolare 3-5 minuti o
finché sono teneri. Trasferire in una pentola a cottura
lenta.
Mescolare il brodo, i pomodori, i fagioli, i ceci, la
zucca, il pepe, la carota e l'aglio. Cuocere, coperto, a
fuoco basso 6-8 ore, fino a quando le verdure sono
tenere.
Mescolare la pasta e le foglie di bietola riservate.
Cuocere, coperto, a fuoco basso 20-25 minuti in più,
fino a quando la pasta è tenera; mantecare al pesto.
Se lo si desidera, servire con ulteriore pesto,
parmigiano, scaglie di peperoncino e basilico fresco.

5. Pizza vegetariana con crosta di pomodoro alle erbe

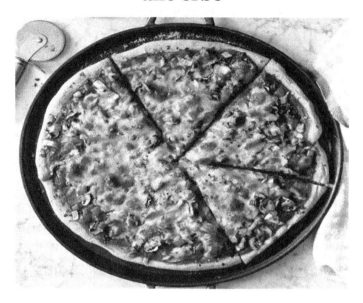

ingredienti

1/2 tazza di farina integrale
1-1 / 2 cucchiaini di prezzemolo fresco tritato o 1/2
cucchiaino di fiocchi di prezzemolo essiccato
1-1 / 2 cucchiaini di rosmarino fresco tritato o 1/2
cucchiaino di rosmarino secco, tritato
1 cucchiaino di lievito secco attivo
1/2 cucchiaino di zucchero
1/4 di cucchiaino di sale
1/4 cucchiaino di pepe
1/2 tazza di acqua
1/2 tazza di succo di pomodoro
1 cucchiaino di olio d'oliva
Da 1-1/2 a 1-3/4 tazze di farina per tutti gli usi

Condimenti:

1 lattina (8 once) di salsa per pizza
1 peperone verde medio, tritato
1 tazza di funghi freschi a fette
1 cipolla rossa piccola, tritata
1 pomodoro medio, tritato
1 tazza di mozzarella parzialmente scremata grattugiata
Fiocchi di peperoncino tritato, facoltativo

Indicazioni

In una ciotola capiente, unisci i primi 7 ingredienti. In un pentolino scaldare l'acqua, il succo di pomodoro e l'olio a 120°-130°. Aggiungere agli ingredienti secchi; battere fino a che diventa liscio. Incorporare abbastanza farina per tutti gli usi per formare un impasto morbido.
Rovesciare su un piano leggermente infarinato; impastare fino a che liscio ed elastico, circa 5 minuti. Mettere in una ciotola ricoperta di spray da cucina, girando una volta per ricoprire la parte superiore. Coprite e lasciate lievitare fino al raddoppio, circa 45 minuti.
Preriscaldare il forno a 400°. Schiacciare la pasta; rotolare in un 12 pollici. cerchio. Trasferimento a un 14 pollici. teglia per pizza ricoperta di spray da cucina; aumentare leggermente il bordo.
Spalmare con salsa per pizza. Guarnire con pepe verde, funghi, cipolla, pomodoro e formaggio. Cuocere per 25-30 minuti o fino a quando il formaggio si è sciolto e il bordo è leggermente dorato. Se lo si desidera, cospargere con fiocchi di pepe

6. Lasagne Muffin

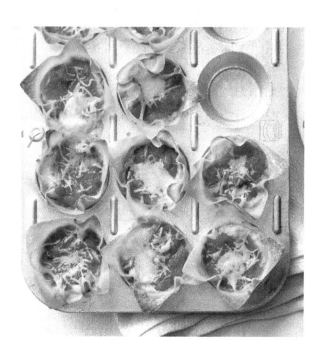

ingredienti

1 uovo grande, leggermente sbattuto
1 cartone (15 once) di ricotta parzialmente scremata
2 tazze di miscela di formaggio italiano grattugiato,
diviso
1 cucchiaio di olio d'oliva
24 involucri per wonton
1 vasetto (24 once) sugo per pasta
Prezzemolo fresco tritato, facoltativo

Indicazioni

Preriscaldare il forno a 375°. In una ciotola, mescolare uova, ricotta e 1-1/4 tazze di miscela di formaggio italiano.

Ungere generosamente 12 pirottini da muffin con olio; foderare ciascuno con un involucro di wonton. Riempi ciascuno con 1 cucchiaio di composto di ricotta e 1-1/2 cucchiai di salsa per la pasta. Copri ciascuno con un secondo involucro, ruotando gli angoli e premendo i centri. Ripetere gli strati di ricotta e salsa. Cospargere con la miscela di formaggio rimanente.

Cuocere fino a quando il formaggio non si sarà sciolto, 20-25 minuti. Se lo si desidera, cospargere di prezzemolo.

7. Provolone Ziti al forno

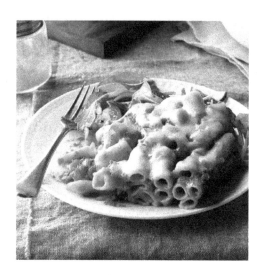

ingredienti

1 cucchiaio di olio d'oliva
1 cipolla media, tritata
3 spicchi d'aglio, tritati
2 lattine (28 once ciascuna) pomodori italiani
schiacciati
1-1 / 2 tazze d'acqua
1/2 tazza di vino rosso secco o brodo di pollo a ridotto
contenuto di sodio
1 cucchiaio di zucchero
1 cucchiaino di basilico essiccato
1 confezione (16 once) di ziti o pasta a tubo piccolo
8 fette di provola

Indicazioni

Preriscaldare il forno a 350°. In una pentola, scaldare l'olio a fuoco medio-alto. Aggiungere la cipolla; cuocere e mescolare 2-3 minuti o finché sono teneri. Aggiungere l'aglio; cuocere 1 minuto in più. Unire i pomodori, l'acqua, il vino, lo zucchero e il basilico. Portare ad ebollizione; togliere dal fuoco. Mescolare gli ziti crudi.

Trasferisci in un formato 13x9 pollici. teglia ricoperta di spray da cucina. Cuocere, coperto, 1 ora.

Completare con il formaggio. Cuocere, scoperto, per 5-10 minuti in più o fino a quando gli ziti sono teneri e il formaggio si è sciolto.

8. Salsa per spaghetti senza carne fatta in casa

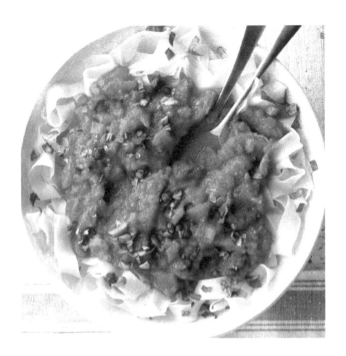

ingredienti

4 cipolle medie, tritate
1/2 tazza di olio di colza
12 tazze di pomodori freschi pelati tritati
4 spicchi d'aglio, tritati
3 foglie di alloro
4 cucchiaini di sale
2 cucchiaini di origano secco
1-1/4 cucchiaini di pepe
1/2 cucchiaino di basilico essiccato
2 lattine (6 once ciascuna) concentrato di pomodoro
1/3 di tazza di zucchero di canna confezionato
Pasta cotta calda
Basilico fresco tritato, facoltativo

Indicazioni

In un forno olandese, soffriggere le cipolle nell'olio finché sono tenere. Aggiungere i pomodori, l'aglio, le foglie di alloro, il sale, l'origano, il pepe e il basilico. Portare ad ebollizione. Ridurre il calore; coprire e far cuocere per 2 ore, mescolando di tanto in tanto. Aggiungere il concentrato di pomodoro e lo zucchero di canna; cuocere a fuoco lento, scoperto, per 1 ora. Eliminare le foglie di alloro. Servire con pasta e basilico, se lo si desidera.

9. Pane all'aglio

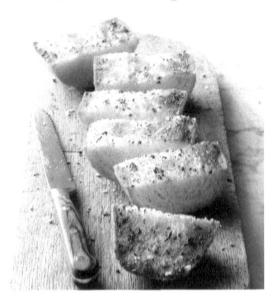

ingredienti

1/2 tazza di burro, fuso
3 o 4 spicchi d'aglio, tritati
1 pagnotta (1 libbra) di pane francese, tagliato a metà
per il lungo
2 cucchiai di prezzemolo fresco tritato

Indicazioni

In una piccola ciotola, unire il burro e l'aglio.
Spennellare i lati tagliati del pane; cospargere di
prezzemolo. Mettere, con il taglio rivolto verso l'alto,
su una teglia.
Infornate a 350 ° per 8 minuti. Grigliare 4-6 pollici
dal fuoco per 2 minuti o fino a doratura. Servire
caldo.

10. Ziti al forno

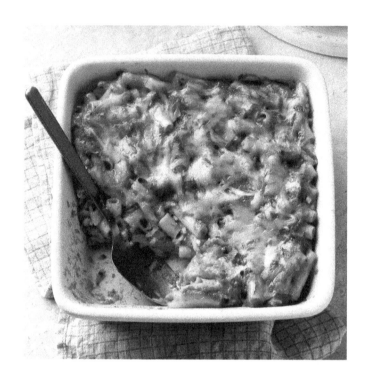

ingredienti

3 tazze di ziti crudi o pasta a tubo piccolo
1-3/4 tazze di salsa di spaghetti senza carne, divisa
1 tazza di ricotta al 4%
1-1/2 tazze di mozzarella parzialmente scremata
sminuzzata, divisa
1 uovo grande, leggermente sbattuto
2 cucchiaini di fiocchi di prezzemolo essiccato
1/2 cucchiaino di origano secco
1/4 di cucchiaino di aglio in polvere
1/8 cucchiaino di pepe

Indicazioni

Cuocere la pasta secondo le indicazioni sulla confezione. Nel frattempo, in una ciotola capiente, unire 3/4 di tazza di salsa di spaghetti, la ricotta, 1 tazza di mozzarella, l'uovo, il prezzemolo, l'origano, l'aglio in polvere e il pepe. Scolare la pasta; mescolare al composto di formaggio.

In una teglia da 8 pollici unta spalmare 1/4 di tazza di salsa per spaghetti. Coprire con il composto di pasta e la salsa rimanente e la mozzarella.

Coprite e infornate a 375 ° per 45 minuti. Scoprire; cuocere fino a quando un termometro segna 160°, 5-10 minuti in più.

11. Lasagne vegetariane

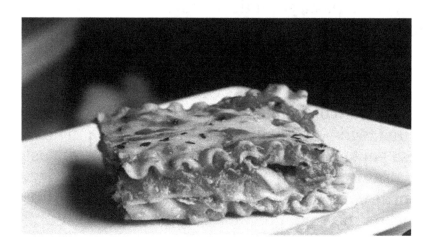

ingredienti

1 confezione (16 once) di carote affettate surgelate
1/4 tazza di cipolla tritata finemente
2 cucchiai di burro
1 tazza di ricotta
1/4 di cucchiaino di sale e pepe

STRATO DI SPINACI:

2 scalogni, tritati
1 cucchiaio di olio d'oliva
2 pacchetti (10 once ciascuno) di spinaci tritati
surgelati, scongelati e strizzati
1 tazza di ricotta
1 uovo grande
1/4 di cucchiaino di sale e pepe

STRATO DI MELANZANE:

1 melanzana media, sbucciata e tagliata a fette da 1/4 di pollice
3 spicchi d'aglio, tritati
6 cucchiai di olio d'oliva
1/2 cucchiaino di sale
2-1/2 tazze di salsa marinara
12 lasagne, cotte e scolate
1/4 tazza di basilico fresco tritato
4 tazze di mozzarella parzialmente scremata grattugiata
3 tazze di parmigiano grattugiato

Indicazioni

Cuocere le carote secondo le indicazioni sulla confezione; scolare e raffreddare. In una piccola padella, soffriggere la cipolla nel burro finché è tenera. In un robot da cucina, frullate le carote, la cipolla, la ricotta, il sale e il pepe. Nella stessa padella, soffriggere gli scalogni nell'olio finché sono teneri. In un robot da cucina frullate lo scalogno, gli spinaci, la ricotta, l'uovo, il sale e il pepe.
In una padella capiente, cuocere le melanzane e l'aglio nell'olio a fuoco medio per 7-10 minuti o finché sono teneri; drenare. Cospargere di sale.

Stendere 1/2 tazza di salsa marinara in una teglia
unta da 13x9 pollici. teglia. Fare uno strato con 4
tagliatelle, miscela di carote, 1/2 tazza di salsa, 1
cucchiaio di basilico, 1 tazza di mozzarella e 3/4 di
tazza di parmigiano. Guarnire con 4 tagliatelle,
melanzane, 1/2 tazza di salsa, 1 cucchiaio di basilico, 1
tazza di mozzarella e 3/4 di tazza di parmigiano.
Strato con le tagliatelle rimanenti, la miscela di
spinaci, 1/2 tazza di salsa, 1 cucchiaio di basilico, 1
tazza di mozzarella e 3/4 tazza di parmigiano.
Completare con la salsa rimanente, il basilico, la
mozzarella e il parmigiano (il piatto sarà pieno).
Coprite e infornate a 350° per 1 ora. Scoprire; cuocere
15 minuti in più o fino a quando non bolle. Lasciar
riposare 15 minuti prima di servire.

12. Fettuccine con salsa di fagioli neri

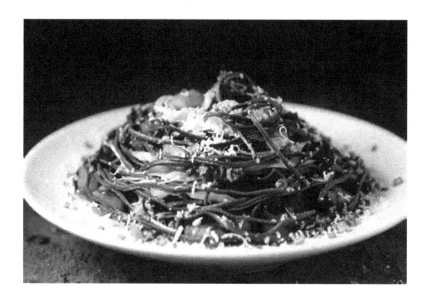

ingredienti

6 once di fettuccine crude
1 piccolo peperone verde, tritato
1 cipolla piccola, tritata
1 cucchiaio di olio d'oliva
2 tazze di salsa per pasta all'orto
1 lattina (15 once) di fagioli neri, sciacquati e scolati
2 cucchiai di basilico fresco tritato o 2 cucchiaini di basilico secco
1 cucchiaino di origano secco
1/2 cucchiaino di semi di finocchio
1/4 di cucchiaino di sale all'aglio
1 tazza di mozzarella parzialmente scremata grattugiata
Basilico fresco tritato aggiuntivo, facoltativo

Indicazioni

Cuocere le fettuccine secondo le indicazioni sulla confezione. Nel frattempo, in una padella capiente, soffriggere il peperone verde e la cipolla nell'olio finché sono teneri. Mescolare la salsa di pasta, fagioli neri e condimenti.
Portare ad ebollizione. Ridurre il calore; cuocere a fuoco lento, scoperto, per 5 minuti. Scolare le fettuccine. Coprire con la salsa e cospargere di formaggio. Se lo si desidera, guarnire con basilico fresco tritato.

13. Pasta con asparagi

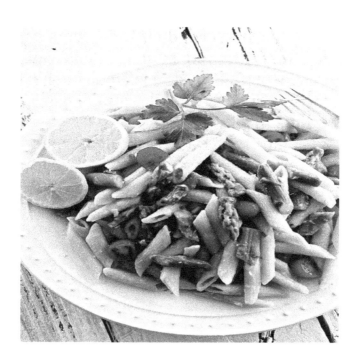

ingredienti

5 spicchi d'aglio, tritati
1/4 a 1/2 cucchiaino di fiocchi di peperoncino tritato
2 o 3 gocce di salsa di peperoncino piccante
1/4 tazza di olio d'oliva
1 cucchiaio di burro
1 libbra di asparagi freschi, tagliati a pezzi da 1-1/2 pollici
Sale qb
1/4 cucchiaino di pepe
1/4 tazza di parmigiano grattugiato
1/2 libbra di mostaccioli o maccheroni al gomito, cotti e scolati

Indicazioni

In una padella larga di ghisa o in un'altra padella pesante, cuocere l'aglio, i fiocchi di peperoncino e la salsa di peperoncino in olio e burro per 1 minuto. Aggiungere gli asparagi, sale e pepe; soffriggere fino a quando gli asparagi sono teneri e croccanti, 8-10 minuti. Incorporare il formaggio. Versare sulla pasta calda e saltare per condire. Servire subito.

14. Formaggio di capra alla griglia e panini con rucola

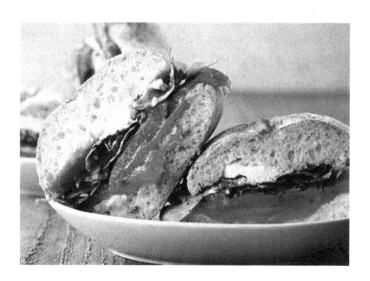

ingredienti

1/2 tazza di pesto di pomodori secchi
8 fette di pane a lievitazione naturale
1-1/2 tazze di peperoni rossi dolci arrostiti, scolati e asciugati tamponando
8 fette di mozzarella parzialmente scremata
1/2 tazza di formaggio di capra sbriciolato
1 tazza di rucola fresca
1/4 tazza di burro, ammorbidito

Indicazioni

Spalmate il pesto su quattro fette di pane. Fare uno strato con peperoni, mozzarella, caprino e rucola; ricoprire con il pane rimasto. Spalmare l'esterno dei panini con il burro.

In una padella larga, tostare i panini a fuoco medio 3-4 minuti per lato o finché il formaggio non sarà sciolto e I panini non saranno dorati.

15. Spiedini di insalata caprese

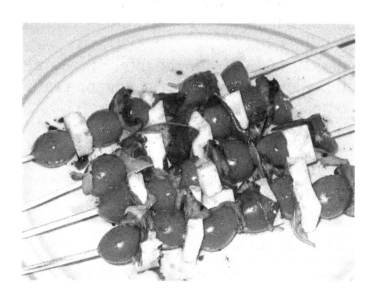

ingredienti

24 pomodorini
12 palline di mozzarella fresca dimensione ciliegia
24 foglie di basilico fresco
2 cucchiai di olio d'oliva
2 cucchiaini di aceto balsamico

Indicazioni

Su ciascuno dei 12 spiedini da antipasto, infilare
alternativamente 2 pomodori, 1 pallina di formaggio e
2 foglie di basilico. Frullare olio d'oliva e aceto;

16. Insalata italiana con vinaigrette al limone

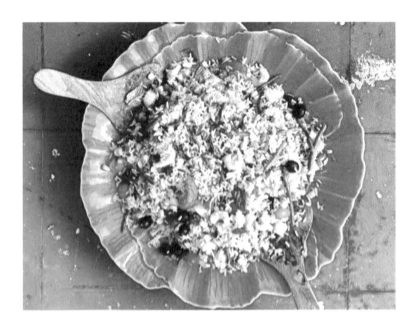

ingredienti

1 confezione (5 once) di insalata mista primaverile
1 cipolla rossa piccola, tagliata a fettine sottili
1 tazza di funghi freschi a fette
1 tazza di olive assortite, snocciolate e tritate
grossolanamente
8 peperoncini
Condimenti facoltativi: polpa di pomodoro, carote
sminuzzate e parmigiano grattugiato

VINAIGRETTE:
1/3 di tazza di olio extra vergine di oliva
3 cucchiai di succo di limone
1 cucchiaino di condimento italiano
1/4 di cucchiaino di sale

1/4 cucchiaino di pepe
Indicazioni

In una grande ciotola, unisci i primi cinque
ingredienti; Se lo si desidera, aggiungere condimenti.
In una piccola ciotola, sbatti gli ingredienti della
vinaigrette fino a quando non si saranno amalgamati.
Servire con insalata.

17. Focaccia di verdure e formaggio

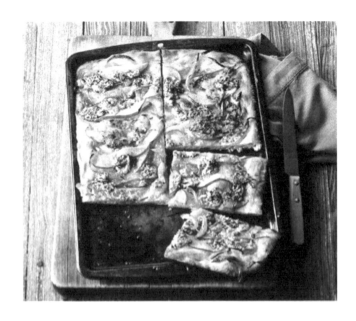

ingredienti

1 tazza d'acqua (da 70° a 80°)
4-1/2 cucchiaini di olio d'oliva
4-1/2 cucchiaini di zucchero
2 cucchiaini di origano secco
1-1/4 cucchiaini di sale
3-1/4 tazze di farina di pane
1-1 / 2 cucchiaini di lievito secco attivo
GUARNIZIONE:
1 cucchiaio di olio d'oliva
1 cucchiaio di basilico essiccato
2 pomodori medi, affettati sottilmente
1 cipolla media, affettata sottilmente
1 tazza di broccoli tritati surgelati, scongelati
1/4 di cucchiaino di sale

1/4 cucchiaino di pepe
3/4 tazza di parmigiano grattugiato
1 tazza di mozzarella parzialmente scremata
grattugiata

Indicazioni

Nella teglia della macchina del pane, inserire i primi
sette ingredienti nell'ordine suggerito dal produttore.
Selezionare l'impostazione dell'impasto (controllare
l'impasto dopo 5 minuti; aggiungere 1-2 cucchiai di
acqua o farina se necessario).
Quando il ciclo è completato, girare l'impasto su una
superficie leggermente infarinata. Riduci l'impasto.
Rotolare in un 13x9 pollici. rettangolo; trasferire su
un formato 13x9 pollici. teglia ricoperta di spray da
cucina.
Per la guarnizione, spennellare la pasta con olio
d'oliva; cospargere di basilico. Fare uno strato con i
pomodori, la cipolla ei broccoli; cospargete con sale,
pepe e parmigiano. Coprite e lasciate lievitare in un
luogo tiepido fino al raddoppio, circa 30 minuti.
Infornare a 350° per 20 minuti. Cospargere di
mozzarella; cuocere per 10-15 minuti in più o fino a
quando non saranno ben dorati e il formaggio si sarà
sciolto.

18. Pizza vegetariana alla griglia

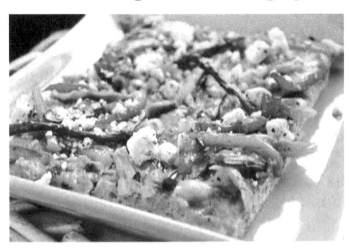

ingredienti

8 funghi piccoli freschi, dimezzati
1 zucchina piccola, tagliata a fette da 1/4 di pollice
1 piccolo peperone giallo dolce, affettato
1 piccolo peperone rosso dolce, affettato
1 cipolla piccola, affettata
1 cucchiaio di aceto di vino bianco
1 cucchiaio d'acqua
4 cucchiaini di olio d'oliva, divisi
2 cucchiaini di basilico fresco tritato o 1/2 cucchiaino
di basilico essiccato
1/4 di cucchiaino di sale
1/4 cucchiaino di pepe
1 crosta di pizza integrale sottile da 12 pollici precotta
1 lattina (8 once) di salsa per pizza
2 pomodorini, tritati
2 tazze di mozzarella parzialmente scremata
grattugiata

Indicazioni

In una ciotola capiente, unire i funghi, le zucchine, i peperoni, la cipolla, l'aceto, l'acqua, 3 cucchiaini di olio e i condimenti. Trasferisci in una griglia wok. Grigliare, coperto, a fuoco medio per 8-10 minuti o finché sono teneri, mescolando una volta.
Prepara la griglia per il calore indiretto. Spennellare la crosta con l'olio rimasto; spalmare con salsa per pizza. Completare con verdure grigliate, pomodori e formaggio. Grigliare, coperto, a fuoco medio indiretto per 10-12 minuti o fino a quando i bordi sono leggermente dorati e il formaggio si è sciolto. A metà cottura girare la pizza per garantire una doratura uniforme della crosta.

19. Timbales di Orzo con Fontina

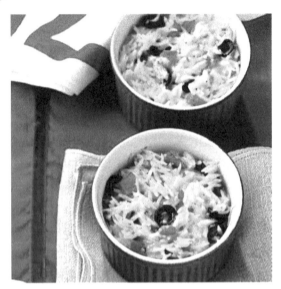

ingredienti

1 tazza di pasta all'orzo cruda
1-1 / 2 tazze di fontina grattugiata
1/2 tazza di peperoni rossi dolci arrostiti finemente tritati
1 lattina (2-1/4 once) di olive mature affettate, scolate
2 uova grandi
1-1/2 tazze 2% di latte
1/4 di cucchiaino di sale
1/8 cucchiaino di noce moscata macinata
Prezzemolo fresco tritato, facoltativo

Indicazioni

Preriscaldare il forno a 350°. Cuocere l'orzo secondo
le indicazioni sulla confezione per al dente; scolare.
Trasferisci in una ciotola. Unire il formaggio, i
peperoni e le olive. Dividere tra sei unti 10-oz.
stampini o tazze di crema pasticcera. Metti gli
stampini su una teglia.

In una ciotolina sbattete le uova, il latte, il sale e la
noce moscata; versare sopra il composto di orzo.
Cuocere 30-35 minuti o fino a doratura. Lasciar
riposare 5 minuti prima di servire. Se lo si desidera,
passare un coltello attorno ai lati degli stampini e
capovolgere sui piatti da portata. Se lo si desidera,
cospargere di prezzemolo.

20. Zuppa di riso Arborio e fagioli bianchi

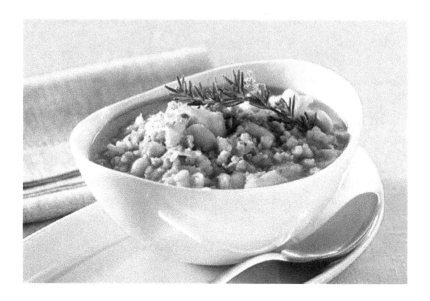

ingredienti

1 cucchiaio di olio d'oliva
3 spicchi d'aglio, tritati
3/4 tazza di riso arborio crudo un
1 cartone (32 once) brodo vegetale
3/4 cucchiaino di basilico essiccato
1/2 cucchiaino di timo essiccato
1/4 cucchiaino di origano secco
1 confezione (16 once) di miscela di broccoli e
cavolfiori surgelati
1 lattina (15 once) di fagioli cannellini, sciacquati e
scolati
2 tazze di spinaci novelli freschi
Spicchi di limone, facoltativo

Indicazioni

In una grande casseruola, scaldare l'olio a fuoco medio; soffriggere l'aglio 1 minuto. Aggiungere il riso; cuocere e mescolare 2 minuti. Incorporare il brodo e le erbe aromatiche; portare ad ebollizione. Ridurre il calore; cuocere a fuoco lento, coperto, fino a quando il riso è al dente, circa 10 minuti.
Mescolare le verdure e i fagioli surgelati; Cuocere, coperto, a fuoco medio fino a quando il riso è ben caldo e tenero, 8-10 minuti, mescolando di tanto in tanto. Mescolare gli spinaci fino ad appassire. Se lo si desidera, servire con spicchi di limone.

21. Linguine alle olive e peperoncino Red

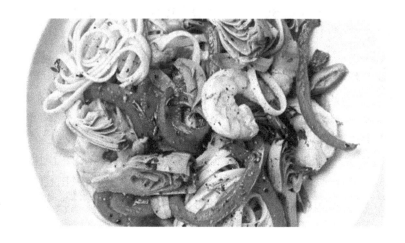

ingredienti

8 once di linguine crude
1 peperone rosso dolce medio, tritato
3/4 di tazza di funghi freschi a fette
1/2 tazza di cipolla tritata
1-1 / 2 cucchiaini di aglio tritato
1 cucchiaio di olio di canola
15 olive farcite al peperoncino, affettate
1 cucchiaio di burro

Indicazioni

Cuocere le linguine secondo le indicazioni sulla confezione. Nel frattempo, in una padella capiente, soffriggere nell'olio il peperoncino, i funghi, la cipolla e l'aglio finché sono teneri. Scolare le linguine; aggiungere alla padella. Incorporare le olive e il burro.

22. Frittata di funghi caramellati e cipolla

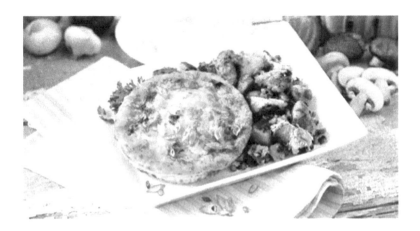

ingredienti

1 libbra di funghi freschi affettati
1 cipolla rossa media, tritata
3 cucchiai di burro
3 cucchiai di olio d'oliva
1 scalogno, tritato
1 spicchio d'aglio, tritato
1/2 tazza di formaggio cheddar grattugiato
1/4 tazza di parmigiano grattugiato
8 uova grandi
3 cucchiai di panna da montare pesante
1/4 di cucchiaino di sale
1/4 cucchiaino di pepe

Indicazioni

In una padella antiaderente, soffriggere i funghi e la
cipolla nel burro e nell'olio finché non si saranno
ammorbiditi.

Ridurre la temperatura a medio bassa; cuocere per 30 minuti o fino a doratura profonda, mescolando di tanto in tanto. Aggiungere lo scalogno e l'aglio; cuocere 1 minuto in più.

Ridurre il calore; cospargere di formaggi. In una ciotola capiente, sbattere le uova, la panna, il sale e il pepe; versare sopra. Coprite e cuocete per 4-6 minuti o finché le uova non saranno quasi ben solidificate. Scopri la padella. Cuocere a 3-4 pollici dal fuoco per 2-3 minuti o fino a quando le uova sono completamente rapprese. Lasciar riposare per 5 minuti. Tagliare a spicchi.

23. Pizza bianca con pomodori arrostiti

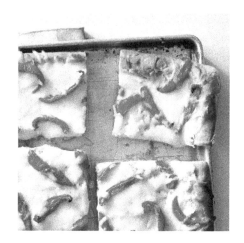

ingredienti

4 pomodori pelati (circa 1 libbra), tagliati longitudinalmente a fette di 1/2 pollice e privati dei semi
1/4 tazza di olio d'oliva
1 cucchiaino di zucchero
1/2 cucchiaino di sale

CROSTA:
2 cucchiai di olio d'oliva
1 cipolla grande, tritata finemente (circa 1 tazza)
2 cucchiaini di basilico essiccato
2 cucchiaini di timo essiccato
1 cucchiaino di rosmarino essiccato, tritato
1 pacchetto (1/4 di oncia) lievito secco attivo
1 tazza di acqua calda (da 110° a 115°)
5 cucchiai di zucchero
1/4 tazza di olio d'oliva

1-1 / 2 cucchiaini di sale
Da 3-1/4 a 3-3/4 tazze di farina per tutti gli usi

GUARNIZIONE:
1 tazza di ricotta di latte intero
3 spicchi d'aglio, tritati
1/2 cucchiaino di sale
1/2 cucchiaino di condimento italiano
2 tazze di mozzarella parzialmente scremata
grattugiata

Indicazioni

Preriscaldare il forno a 250°. In una ciotola, condite i
pomodori con olio, zucchero e sale. Trasferire in una
teglia da forno. Arrostire 2 ore o fino a quando i
pomodori sono morbidi e leggermente raggrinziti.
Per la crosta, in una padella larga, scaldare l'olio a
fuoco medio-alto. Aggiungere la cipolla; cuocere e
mescolare 3-4 minuti o finché sono teneri. Mescolare
le erbe. Raffreddare leggermente.
In una piccola ciotola, sciogliere il lievito in acqua
tiepida. In una grande ciotola, unire lo zucchero,
l'olio, il sale, la miscela di lievito e 1 tazza di farina;
battere a velocità media fino a che liscio. Mescolare la
miscela di cipolle e la farina rimanente quanto basta
per formare un impasto morbido (l'impasto sarà
appiccicoso). Rovesciare l'impasto su un piano
infarinato; impastare fino a che liscio ed elastico,
circa 6-8 minuti. Mettere in una ciotola unta, girando
una volta per ungere la parte superiore. Coprire con
pellicola e far lievitare in un luogo caldo fino quasi al
raddoppio, circa 1-1/2 ore.

Preriscaldare il forno a 400°. Ungere la teglia da forno. Perforare la pasta; rotolo per adattarsi al fondo e 1/2-in. sui lati della padella. Coprire; lasciate riposare 10 minuti. Cuocere 10-12 minuti o fino a quando i bordi sono leggermente dorati.

In una piccola ciotola, mescolare la ricotta, l'aglio, il sale e il condimento italiano. Spalmare sulla crosta; guarnire con pomodorini arrostiti e mozzarella. Cuocere per 12-15 minuti o fino a quando la crosta è dorata e il formaggio si è sciolto.

24. Risotto verde primaverile

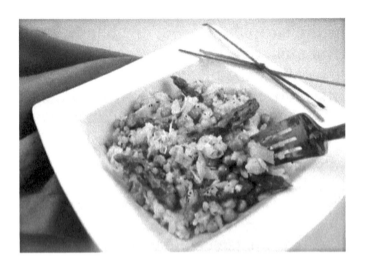

ingredienti

1 cartone (32 once) brodo vegetale
Da 1 a 1-1/2 tazze d'acqua
1 cucchiaio di olio d'oliva
2 tazze di funghi freschi affettati
1 cipolla media, tritata
1-1 / 2 tazze di riso arborio crudo
2 spicchi d'aglio, tritati
1/2 bicchiere di vino bianco o brodo vegetale
aggiuntivo
1 cucchiaino di timo essiccato
3 tazze di spinaci novelli freschi
1 tazza di piselli surgelati
3 cucchiai di parmigiano grattugiato
1 cucchiaio di aceto di vino rosso
1/2 cucchiaino di sale
1/4 cucchiaino di pepe

Indicazioni

In una pentola capiente portare a bollore il brodo e l'acqua; mantenere caldo. In un forno olandese, scaldare l'olio a fuoco medio-alto. Aggiungere i funghi e la cipolla; cuocere e mescolare 5-7 minuti o finché sono teneri. Aggiungere il riso e l'aglio; cuocere e mescolare 1-2 minuti o fino a quando il riso è ricoperto.
Sfumare con il vino e il timo. Ridurre il calore per mantenere il bollore; cuocere e mescolare finché il vino non si sarà assorbito. Aggiungere il brodo caldo, 1/2 tazza alla volta, cuocendo e mescolando dopo ogni aggiunta fino a quando il brodo non si sarà assorbito; continuate fino a quando il riso sarà tenero ma sodo al morso e il composto sarà cremoso.
Mescolare gli spinaci, i piselli, il formaggio, l'aceto, il sale e il pepe; calore attraverso. Servire subito.

25. Tortellini al formaggio con noci

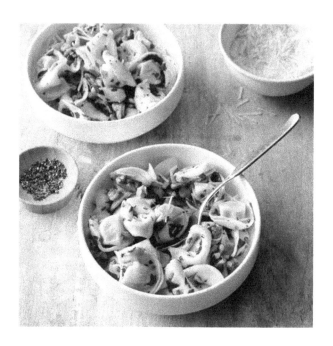

ingredienti

1 confezione (9 once) di tortellini al formaggio
1/2 tazza di burro, a cubetti
1/2 tazza di prezzemolo fresco tritato
1/3 tazza di noci tritate, tostate
1/4 tazza di parmigiano grattugiato
Pepe macinato grosso a piacere

Indicazioni

Cuocere i tortellini secondo le indicazioni sulla
confezione; scolateli e teneteli al caldo. Nella stessa
padella sciogliere il burro. Unire i tortellini, il
prezzemolo e le noci; Cospargere con formaggio e
pepe.

26. Pomodoro Ciliegino Mozzarella Saute

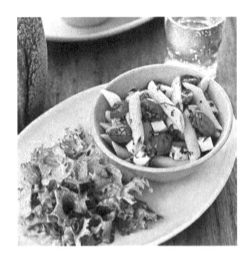

ingredienti

2 cucchiaini di olio d'oliva
1/4 tazza di scalogno tritato
1 cucchiaino di timo fresco tritato
1 spicchio d'aglio, tritato
2-1/2 tazze di pomodorini, dimezzati
1/4 di cucchiaino di sale
1/4 cucchiaino di pepe
4 once di mozzarella fresca, tagliata a cubetti da 1/2 pollice

Indicazioni

In una padella capiente, scaldare l'olio a fuoco medio-alto; Soffriggere gli scalogni con il timo finché sono teneri. Aggiungere l'aglio; cuocere e mescolare 1 minuto. Mescolare i pomodori, sale e pepe; calore attraverso. Togliere dal fuoco; mantecare con il formaggio.

27. Gustosi pomodori marinati

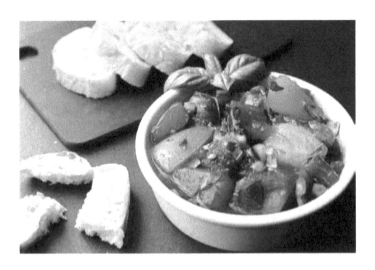

ingredienti

3 pomodori freschi grandi o 5 medi, a fette spesse
1/3 di tazza di olio d'oliva
1/4 tazza di aceto di vino rosso red
1 cucchiaino di sale, facoltativo
1/4 cucchiaino di pepe
1/2 spicchio d'aglio, tritato
2 cucchiai di cipolla tritata
1 cucchiaio di prezzemolo fresco tritato
1 cucchiaio di basilico fresco tritato o 1 cucchiaino di
basilico essiccato

Indicazioni
Disporre i pomodori in un piatto fondo grande. Unire
gli ingredienti rimanenti in un barattolo; coprire bene
e agitare bene. Versare sopra le fette di pomodoro.
Coprire e conservare in frigorifero per diverse ore.

28. Ravioli al formaggio con verdure

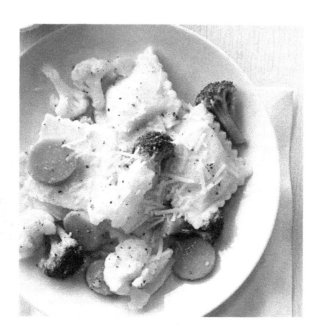

ingredienti

1 confezione (25 once) di ravioli al formaggio
surgelati
1 confezione (16 once) di verdure miste surgelate
1/4 tazza di burro, fuso
1/4 di cucchiaino di miscela di condimento
1/4 tazza di parmigiano grattugiato

Indicazioni

Riempi una pentola piena d'acqua per due terzi;
portare ad ebollizione. Aggiungere i ravioli e le
verdure; tornare a bollore. Cuocere 6-8 minuti o
finché i ravioli e le verdure sono teneri; scolare.

Incorporare delicatamente il burro. Cospargere con miscela di condimento e formaggio.

29. Funghi Italiani

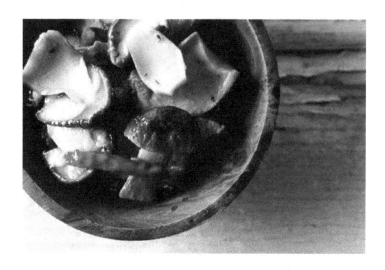

ingredienti

1 libbra di funghi freschi medi
1 cipolla grande, affettata
1/2 tazza di burro, fuso
1 busta Miscela di condimento per insalata italiana

Indicazioni

In una pentola a cottura lenta, mettere uno strato di funghi e cipolla. Unire il burro e il condimento per insalata; versare sopra le verdure. Coprire e cuocere a fuoco basso finché le verdure non sono tenere, 4-5 ore. Servire con una schiumarola.

30. Tortellini Asparagi & Limone

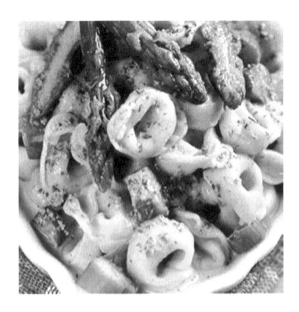

ingredienti

2 confezioni (9 once cad.) di tortellini al formaggio refrigerati
3 cucchiai di burro
1 cucchiaio di olio d'oliva
2 tazze di asparagi freschi tagliati (pezzi da 2 pollici)
3 spicchi d'aglio, tritati
1/8 cucchiaino di pepe
2 cucchiaini di erba cipollina tritata
1 cucchiaino di prezzemolo fresco tritato
1/2 cucchiaino di aneto fresco tritato
1/2 cucchiaino di scorza di limone grattugiata
2 cucchiai di succo di limone
2/3 tazza di formaggio feta sbriciolato
1/3 tazza di parmigiano grattugiato

Indicazioni

Cuocere i tortellini secondo le indicazioni sulla confezione. Nel frattempo, in una padella larga, scaldare burro e olio a fuoco medio-alto. Aggiungere gli asparagi; cuocere e mescolare 3-4 minuti o fino a quando sono teneri e croccanti. Aggiungere aglio e pepe; cuocere 1 minuto in più.
Togliere dal fuoco; mescolare le erbe aromatiche, la scorza di limone e il succo di limone. Scolare i tortellini; trasferire in una ciotola capiente. Mescolare i formaggi e la miscela di asparagi.

31. Pizza Spinaci e Carciofi

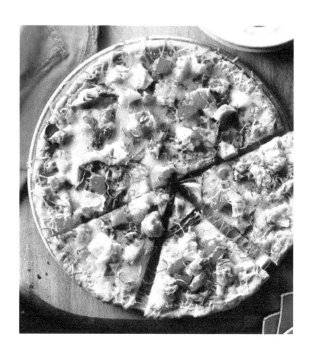

ingredienti

Da 1-1/2 a 1-3/4 tazze di farina integrale bianca
1-1 / 2 cucchiaini di lievito in polvere
1/4 di cucchiaino di sale
1/4 di cucchiaino da tè di basilico essiccato, origano e prezzemolo a scaglie
3/4 di tazza di birra o birra analcolica

Condimenti:
1-1 / 2 cucchiaini di olio d'oliva
1 spicchio d'aglio, tritato
2 tazze di miscela di formaggio italiano grattugiato
2 tazze di spinaci novelli freschi

1 lattina (14 once) di cuori di carciofo sgusciati in acqua, scolati e tritati grossolanamente
2 pomodori medi, privati dei semi e tritati grossolanamente
2 cucchiai di basilico fresco affettato sottilmente

Indicazioni

Preriscaldare il forno a 425°. In una grande ciotola, sbatti 1-1/2 tazze di farina, lievito, sale ed erbe essiccate fino a quando non si saranno amalgamati. Aggiungere la birra, mescolando solo finché non si inumidisce.

Rovesciare l'impasto su un piano ben infarinato; impastare delicatamente 6-8 volte, aggiungendo altra farina se necessario. Premere l'impasto per adattarlo a una teglia da 12 pollici unta. Pizzica il bordo per formare un bordo. Cuocere fino a quando il bordo è leggermente dorato, circa 8 minuti.

Mescolare olio e aglio; spalmato sulla crosta. Cospargere con 1/2 tazza di formaggio; strato con spinaci, cuori di carciofo e pomodori. Cospargere con il formaggio rimasto. Cuocere fino a quando la crosta è dorata e il formaggio si è sciolto, 8-10 minuti. Cospargere con basilico fresco.

32. Lasagne alle verdure

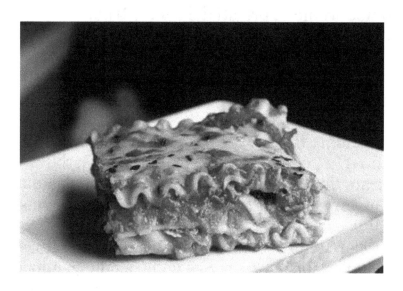

ingredienti

1/4 tazza di olio d'oliva
1 peperone rosso dolce medio, tagliato a julienne
1 carota media, tritata
1 cipolla piccola, tritata
5 pomodori pelati, tritati
1-1 / 2 tazze di funghi freschi a fette
1 zucca gialla estiva piccola, tagliata a fette da 1/4 di pollice
1 zucchina piccola, tagliata a fette da 1/4 di pollice
3 spicchi d'aglio, tritati
1 lattina (12 once) concentrato di pomodoro
1 tazza di brodo vegetale
2 cucchiai di zucchero di canna
2 cucchiaini di origano secco
2 cucchiaini di basilico essiccato
1 cucchiaino di sale

1/2 cucchiaino di timo essiccato
1/4 cucchiaino di pepe
6 lasagne
1 uovo grande, leggermente sbattuto
1 tazza di ricotta
1 tazza di mozzarella parzialmente scremata grattugiata
1/3 tazza di parmigiano grattugiato
2 cucchiaini di condimento italiano

Indicazioni

In un forno olandese, scaldare l'olio a fuoco medio-alto. Aggiungere il peperoncino, la carota e la cipolla; cuocere e mescolare fino a quando diventano croccanti. Aggiungere i pomodori, i funghi, la zucca gialla, le zucchine e l'aglio; Cuocere e mescolare fino a quando le zucchine sono tenere e croccanti. Mescolare in concentrato di pomodoro, brodo, zucchero di canna e condimenti. Portare ad ebollizione. Ridurre il calore; cuocere a fuoco lento, scoperto, 30 minuti, mescolando di tanto in tanto. Nel frattempo, cuocere i noodles secondo le indicazioni sulla confezione; drenare.
Preriscaldare il forno a 350°. In una piccola ciotola, mescolare l'uovo e la ricotta. Distribuire 1 tazza di miscela di verdure in una teglia da 8 pollici unta. teglia quadrata. Fare uno strato con due tagliatelle (tagliare per adattarsi alla padella), metà della miscela di ricotta, circa 1-1/2 tazze di miscela di verdure e due tagliatelle aggiuntive. Guarnire con il restante composto di ricotta, pasta e verdure.

Cospargere con formaggi e condimento italiano.
Cuocere, scoperto, 30-35 minuti o fino a quando il
formaggio non si sarà sciolto e spumeggiante. Lasciar
riposare 5 minuti prima di servire.

33. Minestrone senza carne abbondante

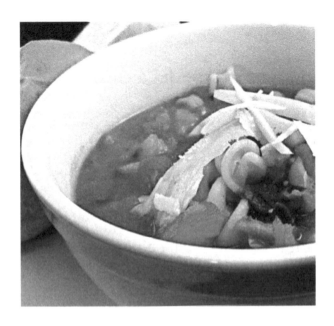

ingredienti

1 cipolla grande, tritata
3 cucchiai di olio d'oliva
2 coste di sedano, tritate
2 carote medie, tritate
1 tazza di cavolo tritato
1 peperone verde medio, tritato
1 zucchina media, tritata
6 spicchi d'aglio, tritati
3-1/2 tazze d'acqua
2 lattine (14-1 / 2 once ciascuna) di pomodori a cubetti, non scolati
1 lattina (15 once) di ceci o ceci, sciacquati e scolati
1 lattina (15 once) passata di pomodoro
1 lattina (8 once) di salsa di pomodoro

3 cucchiai di fiocchi di prezzemolo essiccato
2 cucchiaini di basilico essiccato
2 cucchiaini di origano secco
1 cucchiaino di sale
1/2 cucchiaino di pepe
1/4 di cucchiaino di pepe di Caienna
1/2 tazza di conchiglie piccole
Foglie di basilico fresco e scaglie di parmigiano,
facoltativo

Indicazioni

In un forno olandese, soffriggere la cipolla nell'olio
per 2 minuti. Aggiungere il sedano, le carote, il cavolo
cappuccio, il peperone verde, le zucchine e l'aglio;
soffriggere 3 minuti in più. Incorporare l'acqua, i
pomodori, i fagioli, la passata di pomodoro, la salsa di
pomodoro e i condimenti. Portare ad ebollizione.
Ridurre il calore; coprire e cuocere a fuoco lento per
15 minuti.
Mescolare la pasta; cuocere 12-15 minuti in più o
finché sono teneri. Guarnire ogni porzione con
basilico e formaggio se lo si desidera.

34. Pagnotta di formaggio italiano

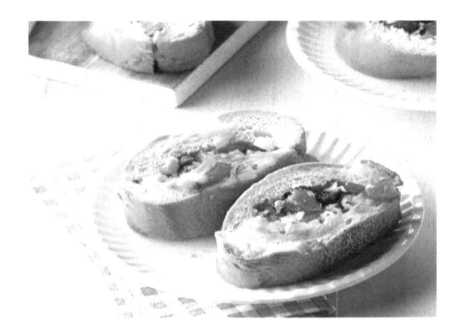

ingredienti

1 pagnotta (1 libbra) di pane francese
2 tazze di pomodori freschi a dadini
1 tazza di mozzarella parzialmente scremata
grattugiata
1 tazza di formaggio cheddar grattugiato
1 cipolla media, tritata finemente
1/4 tazza di formaggio romano grattugiato
1/4 tazza di olive mature tritate
1/4 tazza di condimento per insalata italiano
1 cucchiaino di basilico fresco tritato o 1/4 di
cucchiaino di basilico secco
1 cucchiaino di origano fresco tritato o 1/4 di
cucchiaino di origano secco

Indicazioni

Preriscaldare il forno a 350°. Tagliare la metà superiore della pagnotta di pane. Svuotare con cura entrambe le metà della pagnotta, lasciando un 1/2-in. shell (eliminare il pane rimosso o conservarlo per un altro uso).
Unire gli ingredienti rimanenti. Versare nella metà inferiore del pane, montando se necessario; sostituire la parte superiore. Avvolgere in un foglio. Cuocere finché il formaggio non si sarà sciolto, circa 25 minuti. Affettare e servire caldo.

35. Zuppa di spinaci e tortellini

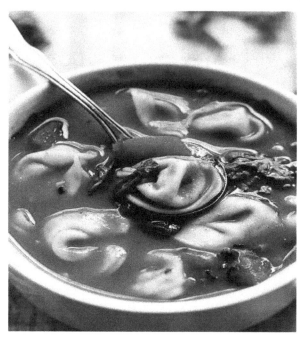

ingredienti

1 cucchiaino di olio d'oliva
2 spicchi d'aglio, tritati
1 lattina (14-1/2 once) di pomodori a dadini senza
aggiunta di sale, non scolati
3 lattine (14-1/2 once ciascuna) brodo vegetale
2 cucchiaini di condimento italiano
1 confezione (9 once) di tortellini al formaggio
refrigerati
4 tazze di spinaci baby freschi
parmigiano grattugiato
Pepe appena macinato

Indicazioni

In una grande casseruola, scaldare l'olio a fuoco medio. Aggiungere l'aglio; cuocere e mescolare 1 minuto. Mescolare i pomodori, il brodo e il condimento italiano; portare ad ebollizione. Aggiungere i tortellini; portare a leggera ebollizione. Cuocere, scoperto, fino a quando i tortellini sono teneri, 7-9 minuti.
Unire gli spinaci. Cospargere le porzioni con formaggio e pepe.

36. Mozzarella fresca e insalata di pomodori

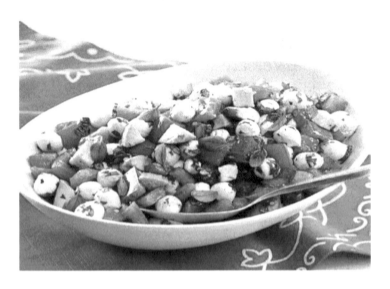

ingredienti

6 pomodori pelati, tritati
2 cartoni (8 once ciascuno) perle di mozzarella fresca,
scolata
1/3 di tazza di basilico fresco tritato
1 cucchiaio di prezzemolo fresco tritato
2 cucchiaini di menta fresca tritata
1/4 tazza di succo di limone
1/4 tazza di olio d'oliva
3/4 cucchiaino di sale
1/4 cucchiaino di pepe
2 avocado di media maturazione, pelati e tritati

Indicazioni

In una ciotola capiente unire i pomodori, il formaggio, il basilico, il prezzemolo e la menta; mettere da parte.

In una piccola ciotola, sbatti il succo di limone, l'olio, il sale e il pepe. Versare sopra il composto di pomodoro; lanciare per ricoprire. Coprire e conservare in frigorifero per almeno 1 ora prima di servire.

Poco prima di servire, aggiungere gli avocado. Servire con una schiumarola.

37. Frittata di formaggio cheddar

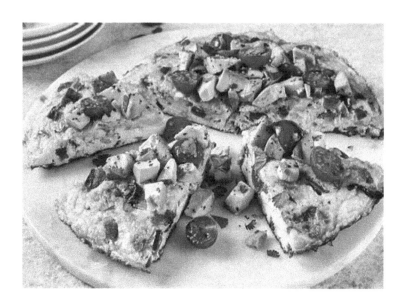

ingredienti

2 patate piccole, sbucciate e tagliate a cubetti da 1/2 pollice
8 uova grandi, leggermente sbattute
2 cucchiai di acqua
1/4 di cucchiaino di sale
1/8 cucchiaino di aglio in polvere
1/8 cucchiaino di peperoncino in polvere
1/8 cucchiaino di pepe
1 zucchina piccola, tritata
1/4 tazza di cipolla tritata
1 cucchiaio di burro
1 cucchiaio di olio d'oliva
2 pomodori pelati, affettati sottilmente
1 tazza di formaggio cheddar affilato grattugiato

Erba cipollina tritata e ulteriore formaggio cheddar sminuzzato

Indicazioni

Preriscaldare il forno a 425°. Mettere le patate in una piccola casseruola e coprire con acqua. Portare ad ebollizione. Ridurre il calore; coprire e cuocere 5 minuti. Scolare. In una ciotola capiente sbattete le uova, l'acqua, il sale, l'aglio in polvere, il peperoncino in polvere e il pepe; mettere da parte.

In una padella in ghisa da 10 pollici, soffriggere le zucchine, la cipolla e le patate nel burro e nell'olio finché sono teneri. Ridurre il calore. Versare 1-1/2 tazze di composto di uova nella padella. Disponete sopra metà dei pomodori; cospargere con 1/2 tazza di formaggio. Guarnire con il restante composto di uova, pomodori e formaggio.

Cuocere, scoperto, fino a quando le uova sono completamente rapprese, 12-15 minuti. Lasciar riposare 5 minuti. Cospargere con erba cipollina e altro formaggio cheddar. Tagliare a spicchi.

38. Insalata caprese di olive

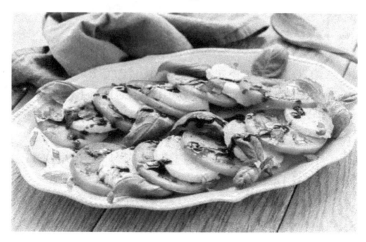

ingredienti

1 tazza più 2 cucchiai di aceto di vino rosso, diviso
1/2 tazza di zucchero
1 anice stellato intero
3/4 di tazza di cipolla rossa affettata sottilmente
(circa 1/2 media)
2 libbre di pomodori cimelio medi, tagliati a spicchi
2 tazze di pomodorini cimelio, dimezzati
1 tazza di olive verdi snocciolate, tagliate a metà
8 once di mozzarella fresca, affettata e tagliata a metà
1 cucchiaio di basilico fresco tritato, dragoncello,
menta e coriandolo
1 peperone serrano, affettato sottilmente
1/4 tazza di olio d'oliva
2 cucchiai di succo di lime
1-1 / 2 cucchiaini di scorza di lime grattugiata
1/4 di cucchiaino di sale, facoltativo

Indicazioni

In una piccola casseruola, unire 1 tazza di aceto, zucchero e anice stellato. Portare a ebollizione, mescolando per far sciogliere lo zucchero. Togli dal fuoco. Raffreddare leggermente; mescolare la cipolla. Lasciar riposare per 30 minuti.

In una ciotola capiente, unire i pomodori, le olive, il formaggio, le erbe aromatiche e il pepe serrano. Rimuovere l'anice stellato dalla miscela di cipolle; scolare la cipolla, riservando 2 cucchiai di marinata. (Scartare la marinata rimanente o conservarla per altri usi.) Aggiungere la cipolla al composto di pomodoro.

In una piccola ciotola, sbatti l'olio, il succo di lime e la scorza e l'aceto rimanente; versare sopra il composto di pomodoro. Condire con marinata riservata; mescolare delicatamente per ricoprire. Condire con sale se lo si desidera. Servire subito.

39. Torta Di Spinaci Parma

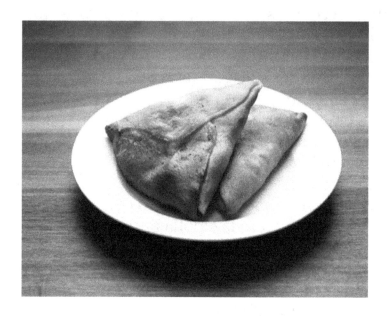

ingredienti

2 tazze di crostini conditi, schiacciati
grossolanamente
1/4 tazza di burro, fuso
1 confezione (10 once) di spinaci tritati surgelati,
scongelati e strizzati
1 tazza di ricotta al 4%
1 tazza di formaggio Monterey Jack grattugiato
3 uova grandi, sbattute
6 cucchiai di parmigiano grattugiato, diviso
2 cucchiai di panna acida
1/2 cucchiaino di cipolla tritata essiccata
1/2 cucchiaino di sale all'aglio
Pomodori a fette, facoltativo

Indicazioni

In una ciotola, unire i crostini e il burro. Premere sul fondo di un 9 pollici non unto. piatto di torta. In una ciotola, unire gli spinaci, la ricotta, il formaggio Monterey Jack, le uova, 1/4 di tazza di parmigiano, la panna acida, la cipolla e il sale all'aglio. Cucchiaio sopra la crosta. Infornare a 350° per 35 minuti. Guarnire con fette di pomodoro; cospargete con il parmigiano rimasto. Lasciar riposare 5 minuti prima di affettare.

40. Zuppa di tortellini al pomodoro

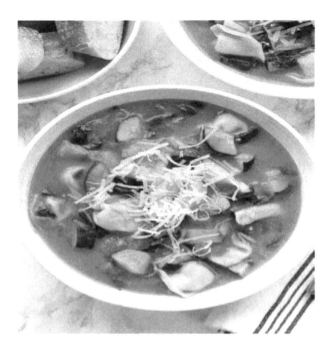

ingredienti

1 confezione (9 once) di tortellini al formaggio refrigerati
2 lattine (10-3/4 once ciascuna) zuppa di pomodoro condensata a ridotto contenuto di sodio, non diluita
2 tazze di brodo vegetale
2 tazze di latte al 2%
2 tazze metà e metà panna
1/2 tazza di pomodori essiccati al sole confezionati in olio tritato
1 cucchiaino di cipolla in polvere
1 cucchiaino di aglio in polvere
1 cucchiaino di basilico essiccato
1/2 cucchiaino di sale

1/2 tazza di parmigiano grattugiato
Parmigiano grattugiato aggiuntivo, facoltativo

Indicazioni

Cuocere i tortellini secondo le indicazioni sulla
confezione.
Nel frattempo, in un forno olandese, unire la zuppa, il
brodo, il latte, la panna, i pomodori e i condimenti.
Riscaldare, mescolando spesso. Scolare i tortellini;
aggiungere con cura alla zuppa. Incorporare il
formaggio. Cospargere ogni porzione con altro
formaggio se lo si desidera.

41. Zucchine alla griglia ripiene

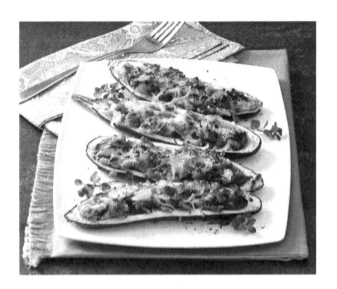

ingredienti

4 zucchine medie
5 cucchiaini di olio d'oliva, divisi
2 cucchiai di cipolla rossa tritata finemente
1/4 cucchiaino di aglio tritato
1/2 tazza di pangrattato secco
1/2 tazza di mozzarella parzialmente scremata
grattugiata
1 cucchiaio di menta fresca tritata
1/2 cucchiaino di sale
3 cucchiai di parmigiano grattugiato

Indicazioni

Tagliare le zucchine a metà per il lungo; scavare la polpa, lasciando 1/4 di pollice. conchiglie.
Spennellare con 2 cucchiaini di olio; mettere da parte. Tritare la polpa.
In una padella capiente, soffriggere la polpa e la cipolla nell'olio rimanente. Aggiungere l'aglio; cuocere 1 minuto in più. Aggiungere le briciole di pane; cuocere e mescolare fino a doratura, circa 2 minuti.
Togli dal fuoco. Incorporare la mozzarella, la menta e il sale. Cucchiaio nei gusci di zucchine. Cospargere con parmigiano.
Grigliare, coperto, a fuoco medio finché le zucchine non sono tenere, 8-10 minuti.

42. Insalata Caprese

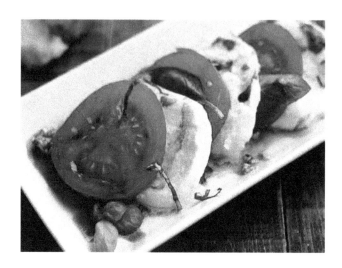

ingredienti

2-1 / 2 libbre di pomodorini (circa 10), tagliati a pezzi da 1 pollice
1 cartone (8 once) di perle di mozzarella fresca
1/2 tazza di olive mature snocciolate
3 cucchiai di olio d'oliva
1/4 tazza di basilico fresco affettato sottilmente
2 cucchiaini di origano fresco tritato
1/2 cucchiaino di sale
1/4 cucchiaino di pepe
Aceto balsamico, facoltativo

Indicazioni

In una ciotola capiente, mescolare i pomodori, le perle di formaggio e le olive. Condire con olio. Cospargere con basilico, origano, sale e pepe; lanciare per ricoprire. Lasciar riposare 10 minuti prima di servire. Se lo si desidera, condire con aceto.

43. Calzoni vegetariani

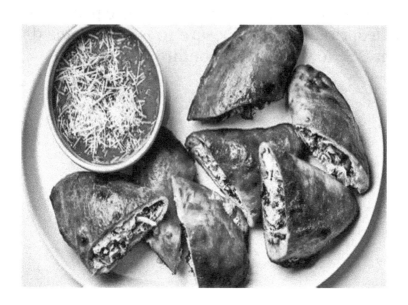

ingredienti

1/2 libbra di funghi freschi, tritati
1 cipolla media, tritata
1 peperone verde medio, tritato
2 cucchiai di olio di canola
3 pomodori pelati, privati dei semi e tritati
1 lattina (6 once) di concentrato di pomodoro
1 tazza di formaggio Monterey Jack grattugiato
1 tazza di mozzarella parzialmente scremata
grattugiata
1/2 tazza di parmigiano grattugiato
2 pagnotte (1 libbra ciascuna) pasta di pane surgelata,
scongelata
1 uovo grande
1 cucchiaio d'acqua

Indicazioni

In una padella grande, soffriggere i funghi, la cipolla e il peperone verde nell'olio finché sono teneri. Aggiungere i pomodori; cuocere e mescolare 3 minuti. Mescolare in concentrato di pomodoro; mettere da parte. Unire i formaggi e mettere da parte. Su una superficie leggermente infarinata, dividere l'impasto in otto pezzi. Arrotolare ogni pezzo in un 7 pollici. Versare 1/2 tazza scarsa di miscela di verdure e 1/4 tazza di miscela di formaggio su un lato di ogni cerchio. Spennellare i bordi dell'impasto con acqua; ripiegare la pasta sul ripieno e premere i bordi con una forchetta per sigillare. Mettere i calzoni a 3 pollici l'uno dall'altro su teglie unte. Coprite e lasciate lievitare in un luogo caldo per 20 minuti. Preriscaldare il forno a 375°. Sbattere l'uovo e l'acqua; spennellare i calzoni. Cuocere per 33-37 minuti o fino a doratura.

44. Casseruola di zucchine italiane

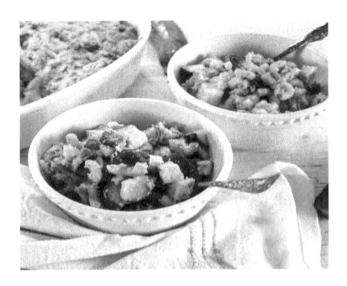

ingredienti

3 zucchine medie, affettate (circa 6-1 / 2 tazze)
3 cucchiai di olio d'oliva, diviso
1 cipolla media, affettata
1 spicchio d'aglio, tritato
1 lattina (28 once) di pomodori a cubetti, non scolati
1 cucchiaio di basilico fresco tritato o 1 cucchiaino di basilico essiccato
1-1 / 2 cucchiaini di origano fresco tritato o 1/2 cucchiaino di origano secco
1/2 cucchiaino di sale all'aglio
1/4 cucchiaino di pepe
1-1/2 tazze di miscela per ripieno
1/2 tazza di parmigiano grattugiato
3/4 di tazza di mozzarella parzialmente scremata grattugiata

Indicazioni

In una padella capiente, cuocere le zucchine in 1 cucchiaio di olio per 5-6 minuti o finché sono tenere; scolare e mettere da parte. Nella stessa padella, soffriggere la cipolla e l'aglio nell'olio rimanente per 1 minuto. Aggiungere i pomodori, il basilico, l'origano, l'aglio, il sale e il pepe; cuocere a fuoco lento, scoperto, per 10 minuti. Togliere dal fuoco; incorporare delicatamente le zucchine.
Mettere in una teglia da 13 pollici unta. Completare con il mix di ripieno; cospargere di parmigiano. Coprite e infornate a 350° per 20 minuti. Cospargere con la mozzarella. Cuocere senza coperchio per 10 minuti in più o finché il formaggio non si sarà sciolto.

45. Quiche di pomodoro e olive

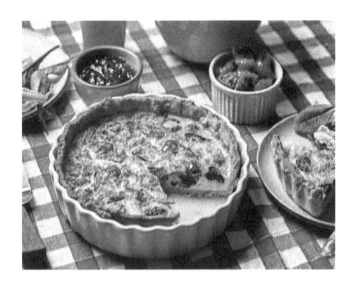

ingredienti

1 foglio di crosta di torta refrigerata
1/4 tazza di farina per tutti gli usi
1/2 cucchiaino di sale
1/2 cucchiaino di pepe
2 pomodori medi, a fette
2 cucchiai di olio d'oliva
2 uova grandi, temperatura ambiente
1 tazza di panna da montare pesante
1 tazza di formaggio cheddar affilato grattugiato
1 lattina (6 once) di olive mature snocciolate, scolate e tritate finemente
1/2 tazza di cipolla dolce tritata
3 cipolle verdi, tritate
4 fette di provola

Indicazioni

Preriscaldare il forno a 450°. Srotolare la crosta in un piatto di torta; Foderare il guscio di pasta non bucherellato con un doppio spessore di pellicola resistente. Infornare per 8 minuti. Rimuovere la pellicola; cuocere 5 minuti in più. Abbassate la temperatura del forno a 375 °.

In un grande sacchetto di plastica richiudibile, unire la farina, il sale e il pepe. Aggiungere le fette di pomodoro, poche alla volta, e scuotere per ricoprirle. In una padella capiente, cuocere i pomodori nell'olio fino a doratura, 1-2 minuti per lato.

In una piccola ciotola, sbattere le uova e la panna; mantecare con il formaggio cheddar. Cospargere le olive e le cipolle in crosta; guarnire con due fette di provola. A strati con pomodori e provola rimanente. Versare il composto di uova sopra.

Cuocere fino a quando un coltello inserito al centro non esce pulito, 40-45 minuti. Lasciar riposare per 10 minuti prima di tagliare.

46. Veloce padella vegetariana italiana

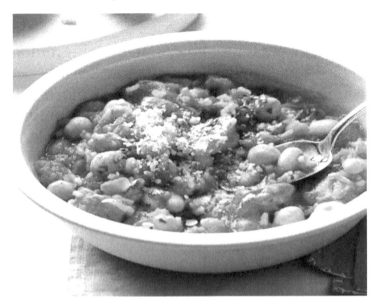

ingredienti

1 lattina (15 once) di ceci o ceci senza aggiunta di sale,
sciacquati e scolati
1 lattina (15 once) di fagioli cannellini senza aggiunta
di sale, sciacquati e scolati
1 lattina (14-1/2 once) di pomodori stufati senza
aggiunta di sale, non scolati
1 tazza di brodo vegetale
Riso istantaneo crudo da 3/4 di tazza
1 cucchiaino di condimento italiano
1/4 di cucchiaino di fiocchi di peperoncino tritato,
facoltativo
1 tazza di salsa marinara
1/4 tazza di parmigiano grattugiato
Basilico fresco tritato

Indicazioni

In una padella capiente, unire i primi 6 ingredienti e, se lo si desidera, i fiocchi di pepe; portare ad ebollizione. Ridurre il calore; cuocere a fuoco lento, coperto, fino a quando il riso è tenero, 7-9 minuti. Mescolare in salsa marinara; scaldare, mescolando di tanto in tanto. Completare con formaggio e basilico.

47. Focaccia Pomodoro & Brie

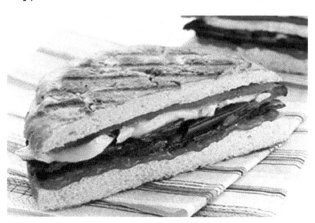

ingredienti

2-1/2 a 3 tazze di farina per tutti gli usi
2 pacchetti (1/4 di oncia ciascuno) lievito a
lievitazione rapida
1 cucchiaino di zucchero
1 cucchiaino di sale
1 tazza d'acqua
1/4 di tazza più 1 cucchiaio di olio d'oliva, diviso
1 lattina (14-1/2 once) di pomodori a cubetti, scolati
2 spicchi d'aglio, tritati
1 cucchiaino di condimento italiano
6 once di formaggio Brie, tagliato a cubetti da 1/2
pollice
Olio d'oliva e fiocchi di peperoncino tritato,
facoltativo

Indicazioni

In una grande ciotola, unire 2 tazze di farina, lievito, zucchero e sale. In una piccola casseruola, scaldare l'acqua e 1/4 di tazza di olio a 120°-130°. Aggiungere agli ingredienti secchi; battere solo fino a quando non si inumidisce. Incorporare abbastanza farina rimanente per formare un impasto morbido. Rovesciare su un piano infarinato; impastare fino a che liscio ed elastico, 6-8 minuti. Mettere in una ciotola unta, girando una volta per ungere la parte superiore. Coprite e lasciate lievitare per 20 minuti. Preriscaldare il forno a 375°. Riduci l'impasto. Premere in una teglia da forno. Coprite e lasciate riposare 10 minuti.

In una piccola ciotola, unire i pomodori, l'aglio, il condimento italiano e l'olio rimanente. Spalmare sull'impasto; guarnire con il formaggio. Cuocere 25-30 minuti o fino a doratura. Mettere la padella su una gratella. Se lo si desidera, servire con olio d'oliva e peperoncino a scaglie.

48. Panini al formaggio alla griglia italiani

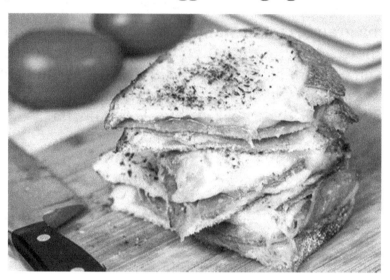

ingredienti

8 fette di pane italiano
4 cucchiai di pesto preparato
4 fette di provola
4 fette di mozzarella parzialmente scremata
5 cucchiaini di olio d'oliva
Salsa marinara riscaldata, facoltativa

Indicazioni

Spalmare quattro fette di pane con il pesto. Fare uno strato con formaggi; ricoprire con il pane rimasto. Stendere i panini con l'olio all'esterno.
In una padella larga a fuoco medio, tostare i panini per 3-4 minuti per lato o finché il formaggio non si sarà sciolto. Servire con marinara se lo si desidera.

49. Fagiolini e pomodori italiani arrostiti

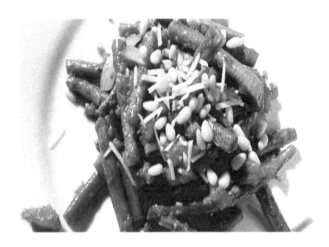

ingredienti

1-1/2 libbre di fagiolini freschi, tagliati e tagliati a metà
1 cucchiaio di olio d'oliva
1 cucchiaino di condimento italiano
1/2 cucchiaino di sale
2 tazze di pomodorini, dimezzati
1/2 tazza di parmigiano grattugiato

Indicazioni

Preriscaldare il forno a 425°. Metti i fagiolini in una teglia ricoperta di spray da cucina. Mescolare olio, condimento italiano e sale; cospargere di fagioli. Lancia per ricoprire. Arrosto 10 minuti, mescolando una volta.

Aggiungere i pomodori in padella. Arrostire finché i fagioli sono teneri e croccanti e i pomodori si sono ammorbiditi, 4-6 minuti in più. Cospargere di formaggio.

50. Polenta al basilico con ratatouille

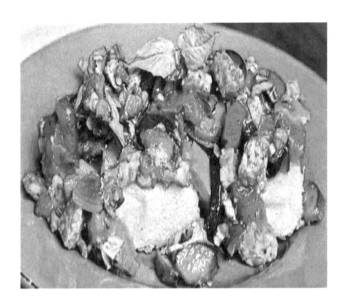

ingredienti

4 tazze d'acqua
1/2 cucchiaino di sale, diviso
1 tazza di farina di mais
1/2 tazza di basilico fresco tritato
1 melanzana media, sbucciata e tagliata a cubetti da
1/2 pollice
1 cipolla media, tagliata a metà e affettata
1 peperone verde medio, tagliato a julienne
5 cucchiai di olio d'oliva, diviso
4 spicchi d'aglio, tritati
1 lattina (14-1/2 once) di pomodori a cubetti, scolati
1/2 tazza di olive greche snocciolate, affettate

1 cucchiaino di origano secco
1/4 cucchiaino di pepe
Foglie di basilico fresco

Indicazioni

In una pentola capiente e pesante, portare a
ebollizione l'acqua e 1/4 di cucchiaino di sale. Riduci
il calore a un leggero bollore; frullare lentamente
nella farina di mais. Cuocere e mescolare con un
cucchiaio di legno fino a quando la polenta si sarà
addensata e si staccherà nettamente dai lati della
padella, 15-20 minuti. Incorporare il basilico.
Distribuire in una teglia quadrata da 8 pollici
ricoperta di spray da cucina. Refrigerare per 30
minuti.
Nel frattempo, in una padella capiente, soffriggere le
melanzane, la cipolla e il peperone verde in 2 cucchiai
di olio fino a renderli croccanti. Aggiungere l'aglio;
cuocere 1 minuto in più. Incorporare i pomodori, le
olive, l'origano, il pepe e il sale rimanente. Cuocere e
mescolare a fuoco medio finché le verdure non sono
tenere, 10-12 minuti.
Tagliare la polenta in 4 quadrati. In un'altra padella
grande, cuocere la polenta nell'olio rimanente in lotti
fino a doratura, 7-8 minuti per lato. Servire con
ratatouille; guarnire con basilico.

Conclusione

Il mio obiettivo era rendere queste ricette facili da preparare, ma soprattutto gustose al palato, quindi speriamo vi siano piaciute.

In questo libro, sei stato in grado di conoscere diverse ricette italiane che altrimenti non avresti potuto conoscere in altri libri.

Ho creato queste ricette per chi è già esperto ma anche per chi è alle prime armi e si avvicina per la prima volta a questo tipo di cucina, quindi allenatevi spesso e prendete confidenza con le ricette, vedrete che oltre ad avere dei vantaggi a il livello fisico aumenterà le tue abilità culinarie.

Grazie per avermi scelto, ci vediamo al prossimo libro.

CPSIA information can be obtained
at www.ICGtesting.com
Printed in the USA
BVHW090908180621
609824BV00003B/807